Melika Abdollahi

Tratamento de tendinopatia e algumas coisas básicas sobre cavalos árabes

Melika Abdollahi

Tratamento de tendinopatia e algumas coisas básicas sobre cavalos árabes

Imprint

Any brand names and product names mentioned in this book are subject to trademark, brand or patent protection and are trademarks or registered trademarks of their respective holders. The use of brand names, product names, common names, trade names, product descriptions etc. even without a particular marking in this work is in no way to be construed to mean that such names may be regarded as unrestricted in respect of trademark and brand protection legislation and could thus be used by anyone.

Cover image: www.ingimage.com

This book is a translation from the original published under ISBN 978-620-2-31998-0.

Publisher:
Sciencia Scripts
is a trademark of
Dodo Books Indian Ocean Ltd. and OmniScriptum S.R.L publishing group

120 High Road, East Finchley, London, N2 9ED, United Kingdom
Str. Armeneasca 28/1, office 1, Chisinau MD-2012, Republic of Moldova, Europe
Printed at: see last page
ISBN: 978-620-7-91231-5

Uma oferenda à minha querida mãe, ao meu pai e ao meu irmão mais novo

Índice

1 Introdução

Caros leitores, estudantes e professores, este livro explica as minhas experiências e estudos sobre o tratamento de tendinopatias em cavalos, algumas partes do meu livro são retiradas das experiências de outro investigador, reuni toda a informação básica necessária sobre o tratamento de tendinopatias em cavalos, este livro destina-se a estudantes de doutoramento em veterinária. Espero que este livro vos seja útil.

Melika

2 Definição de tendão

Um tendão é um tecido conjuntivo fibroso que liga os músculos aos ossos. Os tendões também podem ligar os músculos a estruturas como o globo ocular. Um tendão é utilizado para mover ossos ou estruturas.

Definição de tendinopatia

A tendinopatia é uma lesão do tendão. Os tendões são fibras resistentes que ligam o músculo ao osso. Por exemplo, o tendão de Aquiles liga o músculo da barriga da perna ao osso do calcanhar. A maioria das lesões dos tendões ocorre perto das articulações, como o ombro, o cotovelo, o joelho e o tornozelo. Uma lesão num tendão pode parecer acontecer de repente, mas o tendão desenvolveu-se ao longo do tempo. Também pode ser referida como tendinite ou tendinose, sendo que a primeira significa inflamação do tendão e a segunda pequenos rasgões no tecido devido à utilização excessiva.

Causas de tendinopatia em cavalos :

A maioria das lesões de tendões resulta do desgaste progressivo do tendão devido ao uso excessivo ou ao envelhecimento. Qualquer cavalo pode sofrer uma lesão do tendão, mas os cavalos que fazem o mesmo movimento repetidamente nas suas acções e actividades diárias têm maior probabilidade de danificar um tendão.

As patas traseiras do cavalo

A parte superior dos membros posteriores é constituída por três ossos fundidos, o íleo, o ísquio e o púbis. O ísquio forma a ponta da nádega. Estão ligados à coluna vertebral pelas articulações sacro-ilíacas e permitem a transferência da propulsão para os membros posteriores. A bacia ou cintura pélvica protege os órgãos internos, incluindo o útero. O fémur, um osso grande, está ligado à bacia e à articulação da anca. A tíbia forma a parte superior do membro posterior, desde o joelho até ao jarrete. O perónio é um osso mais pequeno que se estende a metade do comprimento da tíbia e que corre paralelamente a esta. A rótula é o osso da articulação do joelho, situado acima do perónio e da tíbia. A articulação do jarrete permite o movimento da pata traseira e é constituída pelos ossos do tarso, o tubérculo e o calcâneo na parte posterior, que forma a ponta do jarrete. Por baixo da articulação do jarrete, encontram-se o canhão posterior com os ossos da tala, a perna e o metacarpo curto, a articulação e o osso do caixão, os ossos sesamóides e os ossos pedonais e naviculares, semelhantes aos do membro anterior. As patas do cavalo são constituídas por um sistema de músculos, ligamentos, tendões e tecidos conjuntivos que trabalham em conjunto para apoiar o cavalo numa posição vertical e para reduzir a compressão durante o movimento, protegendo assim o cavalo de lesões. O tendão flexor digital superficial corre ao longo da parte posterior de cada pata e forma o contorno posterior da pata. Por baixo do tendão flexor digital superficial encontra-se o tendão flexor digital profundo. Estes dois tendões combinam-se para fletir o joelho e todas as articulações abaixo. Nos membros posteriores, os flexores também endireitam o jarrete. Para além dos ligamentos, os tendões, que são uma banda de fibras duras e inelásticas, ligam o músculo aos ossos. Os tendões actuam como flexores ou extensores, consoante dobrem ou endireitem o músculo.

Estrutura do tendão flexor superficial

O tendão flexor digital superficial (SDFT) é uma estrutura elástica que, durante o exercício máximo, parece funcionar perto dos seus limites funcionais. As respostas biomecânicas e bioquímicas ao exercício, à lesão e à cicatrização são ainda pouco conhecidas, mas a investigação em curso está a fornecer novas informações valiosas que são discutidas nesta revisão. Parece que o (SDFT) amadurece cedo, após o que tem uma capacidade limitada de se adaptar ao stress e sofre uma degeneração progressiva. A hipocelularidade focal, a degeneração das fibrilas de colagénio, a carga selectiva de fibrilas e as alterações da matriz não colagénica ocorrem predominantemente na região central do segmento metacarpiano médio. As estratégias de tratamento actuais produziram resultados equívocos em termos de retorno dos animais a uma atividade atlética óptima. Até à data, parece que os programas de reabilitação progressiva combinados com avaliações regulares por ultra-sons constituem uma estratégia rentável comparável aos métodos de tratamento cirúrgico. O interesse recente na modulação farmacológica da cicatrização intrínseca de estruturas colagénicas levou ao estudo de vários factores de crescimento como potenciais auxiliares terapêuticos na cicatrização de lesões tendinosas.

A substância do solo :

Composto maioritariamente por glicoproteínas e glicosaminoglicanos, forma um gel bem hidratado que preenche os espaços entre as células do tecido conjuntivo, as fibras e os vasos. Actua como um reservatório para o fluido intersticial e fornece um meio através do qual o oxigénio, os nutrientes e os subprodutos metabólicos se difundem e formam as células de vários tecidos e do sistema vascular.

Fibras

As fibras colagénicas, reticulares e elásticas estão presentes no tecido conjuntivo. As fibras de colagénio são as mais abundantes. São macias e flexíveis, mas capazes de resistir ao estiramento. Podem ser fibrosas e são caraterísticamente não ramificadas e algo onduladas. Nos tecidos corados com H&E, aparecem cor-de-rosa e brilhantes. As fibras reticulares também são formadas por proteínas de colagénio. São argirofílicas e podem ser coradas com prata para as distinguir de outras fibras do tecido conjuntivo. Podem também ser coradas seletivamente com o reagente de Schiff. As fibras elásticas, formadas a partir da proteína elastina, variam de finas a grossas em diâmetro e não podem ser facilmente distinguidas das fibras de colagénio sem a utilização de corantes especiais como a orceína ou a resorcinol-funchsina de Weigert; em algumas preparações de H&E, contudo, são coradas mais intensamente com eosina do que as fibras de colagénio.

Células

Os tipos e o número de células variam consoante o tipo de tecido conjuntivo. Os fibroblastos são geralmente as células mais numerosas do próprio tecido conjuntivo. São responsáveis pela formação das fibras e da substância fundamental. Os macrófagos, derivados dos monócitos do sangue, também são comuns. São células fagocíticas que podem por vezes ser reconhecidas pela presença de detritos no seu citoplasma, o que lhes confere um aspeto sujo. Outros migrantes sanguíneos encontrados no tecido conjuntivo são os neutrófilos, os eosinófilos e os linfócitos. As células plasmáticas, os adipócitos, os mastócitos e os leucócitos globulares também estão presentes em números variáveis no tecido conjuntivo.

Partes anatómicas do flexor superficial dos dedos

Origem :

Fossa supracondiliana do fémur

Inserção :

plantar na extremidade distal dos tubérculos colaterais da falange proximal da falange média.

Reserva :

Nervo tibial.

Função: a parte proximal faz parte do aparelho recíproco.

tecido muscular :

evolui como uma mola passiva; as lesões resultam principalmente de traumatismos.

A rutura parcial deste tendão ocorre geralmente no núcleo central da região do metacarpo médio e pode ser precedida de alterações generativas localizadas. O exame post mortem de tendões flexores de equídeos aparentemente normais revelou um aspeto macroscópico anormal no núcleo central, caracterizado por uma descoloração avermelhada. A análise bioquímica da matriz extracelular revelou um aumento do teor total de glicosaminoglicanos sulfatados e um aumento da proporção de colagénio de tipo III no núcleo central dos tendões degenerados, em comparação com o tecido da região periférica de certos tendões.

A tendinopatia é uma condição comum e dolorosa ligada a uma falha no processo de reparação do tendão, com pouco potencial de recuperação utilizando técnicas padrão. Embora tenham sido descritos muitos métodos de tratamento, não existe consenso sobre o tratamento ideal para esta doença. Por este motivo, nas últimas décadas, foram desenvolvidos novos tratamentos para a tendinopatia, com base na experiência dos próprios doentes sobre esta condição delicada. Embora certos tratamentos como o treino excêntrico, a técnica EPI, a terapia por ondas de choque extracorporais, o ácido hialurónico e o plasma rico em plaquetas estejam a emergir como os principais modelos terapêuticos, não existe consenso sobre o tratamento ideal para esta condição.

A histopatologia do tendão mostra desorientação do colagénio, desorganização e separação das fibras por um aumento da substância mucoide, aumento da proeminência das células e dos espaços vasculares com ou sem neovascularização e necrose focal ou calcificação.

Em numerosos estudos, a ecografia em escala de cinzentos e o exame Doppler a cores foram efectuados em muitos cavalos com lesões crónicas dos tendões e num grupo de controlo de cavalos saudáveis e assintomáticos. Em todos os tendões sintomáticos, mas em nenhum dos tendões modificados. Os neovasos encontrados nos tendões dos cavalos assemelhavam-se ao que foi recentemente demonstrado nos tendões de Aquiles humanos após um determinado tratamento, uma injeção esclerosante que recentemente demonstrou ter resultados promissores no tratamento de lesões crónicas do tendão de Aquiles em humanos.

O termo neovaso refere-se a um novo vaso sanguíneo.

Como já foi mencionado, as lesões de tendões são comuns tanto em humanos como em atletas equinos. Em cavalos, o tendão mais frequentemente lesionado é o tendão flexor digital superficial (SDFT), que é mais semelhante em estrutura e função ao tendão de Aquiles em humanos. Tanto o SDFT como o tendão de Aquiles são essenciais para uma locomoção eficiente, actuando como molas para armazenar energia e apresentando um risco acrescido de lesão com a idade. Tanto o SDFT do cavalo a galope como o tendão de Aquiles dos atletas humanos sofrem tensões próximas do limite funcional do tendão. Pensa-se que a etiopatogénese da SDFT e da tendinopatia de Aquiles envolve mais frequentemente a acumulação de microdanos causados por cargas cíclicas. O SDFT é mais frequentemente danificado como resultado de degeneração induzida por stress cíclico do que por trauma percutâneo. Foi demonstrado em humanos e cavalos que ocorrem microdanos subclínicos cumulativos no tendão, o que pode predispor o indivíduo a uma tendinopatia clínica, precedida de alterações degenerativas subclínicas que enfraquecem progressivamente o tendão. As lesões subclínicas acidentais no SDFT observadas no exame post-mortem são prova de uma lesão de baixo grau, o que também apoia um processo degenerativo.

O aparecimento de sinais clínicos de tendinopatia induzida pelo exercício é geralmente agudo após o exercício, apesar das provas que sugerem uma lesão subclínica anterior substancial. O cavalo apresenta geralmente sinais de dor (claudicação) com sinais localizados de inflamação na área do tendão afetado, que muitas vezes desaparecem após vários dias, apesar da rutura tecidular remanescente. As consequências da lesão são a síntese de uma quantidade substancial de tecido cicatricial, resultando numa estrutura mais rígida e num risco acrescido de nova lesão.

Os ultra-sons são amplamente utilizados no diagnóstico de lesões dos tendões dos equinos. Mais recentemente, tem sido utilizado para a administração intra-lesional guiada por ultra-sons de factores de crescimento e terapias celulares, incluindo células estaminais mesenquimais autólogas derivadas da medula óssea. A taxa de recidiva em cavalos após lesões tendinosas é elevada com o tratamento convencional, mas a utilização de células estaminais mesenquimatosas derivadas da medula óssea reduziu significativamente as recidivas tendinosas.

É necessário trabalhar mais neste domínio no futuro.

O número de dentes nos cavalos árabes

Um cavalo macho adulto típico tem 40 dentes permanentes, enquanto uma égua típica tem entre 36 e 40. As éguas têm menos probabilidades de ter caninos. Os dentes permanentes de um cavalo têm cerca de 25 cm de comprimento.

Tal como os humanos, os cavalos têm duas séries de dentes durante a sua vida. Os dentes de leite, conhecidos como dentes decíduos, são temporários. Os primeiros incisivos de leite podem irromper antes do nascimento do potro. Os últimos dentes de leite aparecem quando o cavalo tem cerca de oito meses de idade. Estes dentes de leite começam a ser substituídos aos 5 anos de idade, altura em que a maioria dos cavalos tem todos os seus dentes permanentes.

Como reconhecer a idade de um cavalo pelos seus dentes.

Alguns dias ou semanas após o nascimento, os primeiros dentes de leite do poldro começam a sair das gengivas. Os incisivos centrais são geralmente os primeiros a aparecer. Os dentes de leite são mais pequenos e mais brancos do que os incisivos permanentes. Têm a forma de uma pá com o pescoço dividido em quartos.

9 meses :

Aos 9 meses de idade, o poldro tem uma dentição de leite completa, mas nem todos os dentes estão suficientemente desenvolvidos para serem usados. É possível determinar com exatidão a idade de um cavalo desde o nascimento até aos 5 anos. Este período é marcado pela erupção de todos os dentes de leite (decíduos) e a sua substituição pelos dentes permanentes (adultos), que se completa aos 5 anos de idade.

12 meses :

Todos os dentes de leite estão presentes, mas os incisivos de canto não são suficientemente longos para serem usados. Os dentes decíduos são brancos e em forma de pá com um pescoço distinto.

2 anos :

Os incisivos de canto unem-se à arcada oposta e não estão desgastados (são utilizados para cortar relva e mastigar).

3 anos :

Os incisivos centrais de leite são substituídos por incisivos adultos. Os dentes adultos são maiores, mais largos e não têm um pescoço distinto. Eles são mais amarelos do que os dentes de leite.

4 anos :

os incisivos centrais e intermédios adultos, mas os incisivos de canto ainda são dentes de leite.

5 anos :

todos os incisivos são agora dentes adultos, os dentes adultos estão quase gastos. Os incisivos encontram-se num ângulo quase vertical. Os dentes são rectos e em bloco. A superfície de mastigação dos incisivos é côncava. A forma do dente em secção transversal é oval.

5-9 anos :

As cúpulas estão presentes na superfície de mastigação do incisivo. Desaparecem por volta dos 9-10 anos, deixando marcas mais claras, que desaparecem por volta dos 12 anos.

7 anos :

os incisivos do canto superior apresentam um esporão ou gancho no ponto em que ultrapassam os incisivos inferiores. Esta observação não é sistemática e pode estar presente num lado da boca mas não no outro.

10 anos :

O sulco de Galvayn aparece como uma marca castanha na linha da gengiva do incisivo superior. Aos 11 anos de idade, a superfície de mastigação dos incisivos é plana. A forma do dente em secção transversal é redonda. As estrelas aparecem (a partir dos 8-10 anos) na superfície de mastigação dos incisivos e tornam-se mais nítidas com a idade.

15 anos :

Os incisivos encontram-se num ângulo próximo dos 90 graus. Os dentes são alongados e têm uma borda em forma de cinzel. O sulco de Galvayn está agora a meio caminho entre os incisivos do canto superior.

20 anos :

O sulco de Galvayn desapareceu da linha da gengiva dos incisivos do canto superior.

3 Os cavalos árabes com cores invulgares foram durante muito tempo discriminados.

e considerado impuro. Graças à tecnologia atual, a tipagem sanguínea fez com que estes rumores disparatados passassem a pertencer ao passado. Alguns dos padrões e tonalidades mais extravagantes não eram considerados impuros no deserto, mas eram de facto procurados. Uma das éguas mais famosas de Abbas Pasha era Faris Saouda, um cavalo de cor parcial (manchado ao extremo). Este gene antigo não é um sinal de impureza, mas exatamente o contrário. A verdadeira coloração parcial não é uma mancha comum, como se vê atualmente, mas sim a incapacidade de as células de pigmento se espalharem pelo corpo do cavalo, uma mutação única que ocorre principalmente em cavalos de sangue quente. O Paxá Abbas atribuía grande importância a esta cor e coleccionou 11 éguas com estas características. O Faris Saouda encontra-se na maioria das linhagens atualmente disponíveis nos Estados Unidos.

O verdadeiro parti-color é raramente visto atualmente e é estritamente de origem hotblood. Nome do deserto - Ablak Esta cor não está ligada aos grupos genéticos tobiano ou overo. As manchas do tipo Appaloosa no Árabe também parecem ser uma reminiscência da cor parcial. Estes cavalos não são elegíveis para o registo Appaloosa, embora alguns possam ser confundidos com o verdadeiro Appaloosa.

Com exceção das marcas brancas, os árabes podem ser distinguidos de outras raças pelo facto de terem sempre a pele preta. A variação nas cores do Árabe pode ser atribuída a mutações nas cores básicas da pelagem dura (vermelho, preto e baio), sendo o cinzento uma fase do grupo de padrões de pelo branco. As marcas brancas são um sinal de domesticação e diferem das dos animais selvagens pelo facto de serem colocadas aleatoriamente, ao contrário das marcas simétricas da zebra.

Existem muitas variações nas marcas e cores comuns entre a população árabe; algumas são comuns e outras extremamente raras. Tentaremos abordá-las neste livro. Para entender os conceitos básicos da cor do Puro Sangue Árabe, é necessário primeiro entender as definições de certos factores que alteram a cor, como a sombra, a fuligem e a farinha. Estes três factores afectam a cor da pelagem sem alterar a pigmentação da pele.

A tonalidade é regida por influências genéticas e ambientais. Esta influência dá a aparência de diluição sem o gene de diluição em alguns casos. A fuligem é uma modificação que permite que os pêlos pretos se misturem com a camada de base para alterar o aspeto geral da cor. Esta modificação aparece geralmente no dorso. A fuligem é também o elemento que transforma o baio num baio de mogno. O efeito farináceo é causado por um único gene dominante que altera a cor do pelo à volta do focinho, dos olhos e do ventre. O componente farináceo afecta tanto a pelagem vermelha como a preta, transformando o preto em castanho-selvagem. A pelagem castanha é simplesmente aclarada nestas áreas.

As cores
Fechadura Ebony Star

Serr Ebony Star, um homozigoto preto não branqueado

garanhão. Nunca teve um castanho, e a maior parte deles nunca teve um castanho.

das éguas com que foi criado são castanhas.

O preto verdadeiro, sem castanho nas orelhas, no focinho e nos flancos, sempre foi raro, mas está a tornar-se cada vez mais popular graças a numerosos programas de criação que reproduziram certas linhagens conhecidas por produzirem esta cor. A criação egípcia é a mais prolífica no que respeita à coloração preta, graças à égua Venus, a égua de raiz da linha Hadban Enzahi, e ao garanhão Dahman. Dahman foi o pai de Rabdan, que aparece três vezes na quinta geração do pedigree de Nazeer e é o neto de *Fadl. Os árabes polacos negros são representados pela linha do desertor Kuhailan Haifi. O preto apresenta-se em várias tonalidades: preto azeviche, preto corvo, preto azul e preto verão. Nome do deserto-Aswad

Junta castanha

O castanho-selo é outra cor árabe rara e pensa-se que é um parente próximo do preto, mas o cavalo terá castanho nos flancos, orelhas e focinho. Nome do deserto - Adham

O baio é um cavalo castanho ou castanho-avermelhado com manchas pretas, considerado como a cor original do árabe. O baio apresenta-se também em várias tonalidades adquiridas através de modificações. Nome do deserto

Hamra

Castanho é um termo genérico para cavalos de uma tonalidade avermelhada sem manchas pretas, que também se apresenta em muitos tons. A cor da crina e da cauda do grupo castanho parece ser poligénica (não controlada por um único gene). A maioria das cores de crina e cauda do grupo de cor castanha pode ser dividida em quatro tipos: Escuro, Vermelho, Claro e Linho. Nome do deserto: Ashqar

O baio leitoso refere-se a um cavalo que quase poderia passar por castanho, uma vez que as pontas das patas, crinas e cauda não são pretas nem castanhas, mas sim de uma cor avermelhada "leitosa" com alguns pêlos pretos entremeados. Na maioria dos casos, este baio cinzento é na realidade um baio cujas manchas pretas se desvanecem com a exposição ao sol, dando ao baio a aparência enganadora de ser castanho.

O cavalo branco, que nasce branco com pele preta, é o resultado de uma ação anormal do fator cinzento em que a cor básica da pelagem foi completamente substituída antes do nascimento. Estes potros nascem no que seria considerado a fase adulta da pelagem. MS Czarthan AHR#44054 era um desses cavalos raros e únicos. Nome do deserto-Abyad

O cinzento árabe pode começar com qualquer cor de pelagem de base, mas é mais comum em cavalos escuros. Com a exceção do cinzento rosado (um castanho avermelhado que se torna cinzento a partir da pelagem de base para uma cor rosada), a maioria dos cinzentos passa por várias fases de escurecimento em que o cavalo se torna quase preto antes de se tornar cinzento. É impossível saber qual a cor da pelagem de base do cavalo, a não ser que ele tenha sido visto enquanto potro.

Os cavalos cinzentos tornam-se geralmente baços numa determinada fase do processo de envelhecimento. Todas as cores podem apresentar manchas, uma vez que estas estão associadas a uma boa nutrição, mas o efeito das manchas é mais acentuado nos cavalos de cor fuliginosa. Desert Name-Kurush (Manchas brancas no cinzento durante as transições de cor são brancas claras com pele preta subjacente. Não devem ser confundidas com as manchas dapples).

Existem dois tipos de cinzento: os que perdem o pigmento na crina e na cauda e se tornam brancos, conhecidos por Desert Name-Safra bardah, e os que conservam um pouco de preto na crina, na cauda e, por vezes, nas patas, Desert Name-Safra el jahra. Ambos os tipos mantêm o pigmento preto na pele. Outra forma de cinzento é o pulguento, em que são visíveis pequenas manchas de cor em toda a pelagem. Estas manchas são geralmente avermelhadas, mas podem por vezes ser pretas ou ambas. Estas manchas coloridas não são de modo algum a cor de base do cavalo. Nome do deserto - Marshusha.

As marcas de sangue são grandes manchas avermelhadas características num cavalo cinzento que aumentam com a idade. São independentes da cor de fundo e das fases de acinzentamento.

Raramente, num cavalo muito velho, esta coloração pode aparecer uniformemente vermelha. Este fenómeno parece ser uma inversão do processo de envelhecimento.

A cor rara do palomino não é um verdadeiro palomino árabe, mas uma fase do castanho que é aclarada pela sombra. Esta rara cor amarela era muito apreciada pelos árabes. Nome do deserto - Asfar

O gamo, semelhante ao palomino, é uma fase mais clara do baio, mas não é um verdadeiro gamo. O árabe não é portador do gene da diluição e não sofre perda de pigmentação da pele em nenhuma destas fases.

O baio claro com cauda bronzeada é um fenómeno único, por vezes observado em cavalos jovens. À medida que o cavalo envelhece, aparecem pêlos pretos na cauda até esta ficar com a cor preta habitual.

O verdadeiro roan lustroso é raro de se ver atualmente. Trata-se de uma cor permanente e não de uma fase cinzenta. O ruão cobre todo o corpo do cavalo e dá-lhe um aspeto prateado. O ruão da pelagem é um fator dominante e nunca deve saltar uma geração. Mesmo em cavalos ligeiramente tigrados, haverá sempre alguns pêlos brancos na pelagem. Este gene nos árabes é também uma caraterística antiga. Nome do deserto - Maward (Há alguma controvérsia aqui, pois os especialistas em genética da cor dizem agora que o árabe não tem um gene gengibre verdadeiro e que a aparência gengibre única do árabe é causada pelos genes silver dapple, branco ou sabino. Para evitar confusão, continuaremos a usar o termo "roan" neste livro, pois é uma palavra inglesa.

Rabicho (rabicano)

ACIMA: Exemplo de uma cauda de doninha.

EMBAIXO À DIREITA: A toupeira é a mais fácil de compreender.

As manchas ou pintas nos flancos e na base da cauda que associamos ao roan podem estar presentes à nascença ou desenvolver-se mais tarde. São também padrões permanentes que se encontram em todos os cavalos de cor. No caso da cauda branca, há uma queda de pelo branco que começa na base da cauda. É geralmente chamada de cauda de gambá ou rabicano e acredita-se que seja um tipo de gene sabino.

As pintas do ventre e do corpo podem ser claras, irregulares ou rugosas, mas todas têm uma pele branca subjacente. Estas manchas são um sinal de origem antiga e podem ser de qualquer tamanho. Estão presentes à nascença e são permanentes. Esta mutação do sabino ocorre quando falta o efeito de ligação de certas enzimas.

As toupeiras são manchas vermelhas escuras ou pretas que aparecem mais frequentemente na pelagem castanha. Podem ser únicas ou numerosas, grandes ou pequenas. O controlo genético destas manchas é desconhecido. O nome atual para esta coloração é Bend Or, em homenagem ao cavalo puro-sangue mais conhecido por estas manchas.

As manchas de pássaro são muito raras e estão associadas a certas famílias. Estas manchas brancas aleatórias em qualquer parte do corpo podem aparecer em qualquer altura da vida e desaparecer de forma igualmente misteriosa.

O fenómeno das marcas brancas

As marcas brancas podem ter pontas avermelhadas que parecem rendilhadas, ou podem misturar-se completamente com a pelagem sólida. Neste caso, as marcas da cara e das patas serão castanhas em vez de brancas.

Um pinto de raça pura.

Um pinto de raça pura A marca da perna é outra variante antiga da meia. A maioria das marcas brancas nas pernas não se estende para além do joelho ou do jarrete, mas neste caso a marca sobe pela perna acima, muitas vezes numa linha quebrada. Esta marca afecta geralmente a pata traseira numa meia cheia e sobe pela parte da frente da pata. As marcas de perna destacadas são independentes de outras marcas e não tocam no casco. Aparecem geralmente abaixo do joelho. As marcas brancas altas nas pernas são também uma herança antiga da raça. Estendem-se acima do joelho e do jarrete, e mesmo até ao antebraço. As manchas coronais são bastante comuns e são de cor sólida.

Marcação branca separada

na perna.

Marcas brancas destacadas que se ligam ao casco. A pele preta subjacente encontra-se no interior das marcas brancas. Diz-se que esta também se estende para o casco, contribuindo para a cor listada do casco.

As marcas faciais carecas são raras entre os árabes, mas existem. Estas são marcas faciais que se estendem para além do rosto e para a cabeça. O blaze expansivo é um blaze comum que desce pelo rosto até...

Um fogo crescente

Um incêndio que se está a propagar.

Atinge o focinho, onde se estende abruptamente para abranger parte ou a totalidade do mesmo. Este padrão antigo e único pode produzir ganchos brancos que se estendem até à mandíbula e à garganta. Os pontos "Desert Name-Sabha" dentro do blaze são pontos escuros com pele preta subjacente que se encontram dentro das marcas faciais brancas. São completamente distintos da cor exterior. Nome do Deserto-Sa'ad O ponto dentro do brasão é uma marca de cor sólida, geralmente redonda, e muito rara quando encontrada na testa.

O olho de vidro é muito raro nos cavalos actuais, mas era muito mais comum no deserto. Foi recentemente associado a uma forma de gene malhado. O olho de vidro não contém pigmento na íris e aparece azul (não parece haver qualquer deficiência visual em cavalos com olho de vidro).

Os cavalos árabes sem quaisquer marcas são extremamente raros. As marcas brancas de um cavalo são como as nossas impressões digitais, na medida em que não há duas exatamente iguais. Numa experiência de transplante de embriões gémeos, os dois gémeos nasceram idênticos em todos os aspectos, exceto nas marcas brancas. Este facto leva a concluir que as marcas brancas são um produto do indivíduo e não têm nada a ver com a pureza.

É universalmente aceite que o cavalo original era um cavalo pequeno e aborrecido.
É um animal de cor dunar com uma pelagem tipo baia que pode variar ligeiramente de camuflagem consoante a região onde vive. Se fosse um artista que quisesse pintar este pequeno animal e só tivesse à sua disposição cores primárias e preto e branco, quais é que utilizaria? A resposta é: todas. A cor básica da pelagem do cavalo da alvorada continha todas as cores dos cavalos modernos de hoje e, algures ao longo do caminho, estas cores separaram-se para formar as gloriosas variações que vemos nos padrões de pelagem actuais.

Ciclo de reprodução dos cavalos

Quase todas as éguas são sazonalmente poliéstricas e têm um ciclo quando a duração do dia é longa. O anestro ocorre durante o inverno, quando a duração do dia é curta. Durante o anestro, o útero está flácido e os ovários estão inactivos, sem folículos ou corpos lúteos significativos. A cérvix pode estar fechada, mas não firme e apertada, ou pode ser fina, curta e dilatada. À medida que a duração do dia aumenta, as éguas passam por uma transição vernal e os ovários tornam-se activos, com muitos folículos grandes (>25 mm). O colo do útero e o útero têm um tónus mínimo. As éguas têm três ou quatro intervalos prolongados de estro (períodos de recetividade sexual ao garanhão) durante a transição vernal, mas não há ovulação. O fim da transição vernal é marcado por um aumento da hormona luteinizante e pela subsequente ovulação. Após a ovulação, ocorre o primeiro período interovulatório de 21 dias da época de reprodução e é estabelecido um ciclo éstrico regular.

Embora a égua continue a ovular regularmente de 21 em 21 dias durante a época de reprodução, a duração do cio varia, indo de 2 a 8 dias, e a duração do diestro varia em conformidade para manter um intervalo de 21 dias. No início da época de reprodução, o cio tende a ser mais longo, ao passo que, por volta do solstício de verão, a égua pode estar sexualmente recetiva durante apenas 2 a 3 dias.

As éguas têm duas ondas de folículos durante cada ciclo. A primeira onda de desenvolvimento folicular ocorre durante o diestro e estes folículos tornam-se atréticos. A segunda onda ocorre após a luteólise e está associada ao cio. No início do estro, as pregas endometriais do útero estão edematosas, mas o edema diminui à medida que a ovulação se aproxima. Em geral, um folículo torna-se dominante e ovula quando mede mais de 30 mm de diâmetro. O folículo dominante cresce e depois amolece mesmo antes da ovulação. O ovócito é libertado através da fossa ovulatória. Forma-se um corpo hemorrágico e depois um corpo lúteo que produz progesterona, que estimula o fecho do colo do útero e o aumento do tónus uterino. Este corpo lúteo amadurece e torna-se sensível à prostaglandina após cerca de 5 dias. Se a gravidez não for estabelecida, a luteólise ocorre ao fim de 14 dias e a égua volta ao estro e continua o seu ciclo.

Manipulação artificial do fotoperíodo :

Após o anestro invernal e a transição vernal, a ciclicidade começa naturalmente na primavera, altura em que a reprodução pode começar. Uma vez que as alterações no sistema reprodutor da égua estão ligadas à duração da luz do dia, o início da ovulação e os ciclos éstricos regulares que se seguem - e, por conseguinte, o início da época de reprodução - podem ser acelerados expondo a égua a 16 horas de luz por dia; são necessárias 8 a 10 semanas para que as éguas reajam. Se o início da época de reprodução estiver previsto para 15 de fevereiro, as éguas devem ser expostas a luz artificial diária adicional a partir de 1 de dezembro. No outono, as éguas deveriam experimentar um fotoperíodo natural de duração reduzida do dia. As éguas podem então ser abruptamente expostas a 16 horas de luz por dia, ou a luz adicional pode ser gradualmente aumentada para um dia de 16 horas durante 60 dias. Num programa de luz abrupta, as éguas que vivem à luz do dia são expostas a luz suplementar entre as 16h30 e as 23h00 por dia. Num programa progressivo, menos dispendioso e que consome muita energia, as éguas podem ser expostas a 3 horas de luz suplementar à noite durante a primeira semana de dezembro, sendo depois a luz suplementar aumentada em 30 minutos todas as semanas até as éguas serem expostas a 16 horas de luz por dia. Um temporizador automático facilita o cumprimento das regras e poupa trabalho.

A luz adicional deve ser adicionada ao anoitecer; a luz adicionada de manhã, antes do amanhecer, não é eficaz. É necessário um mínimo de 10 velas de pé (107 lux) de luz incandescente ou fluorescente. A quantidade de luz deve permitir que se leia confortavelmente o papel de jornal. As éguas podem ser estimuladas individualmente num estábulo ou em grupo num recinto iluminado.

Manipulação da atividade ovárica :

A atividade ovárica é frequentemente manipulada através da administração de hormonas para facilitar a programação dos acasalamentos e limitar o número de acasalamentos por estro. Para garanhões com um grande número de éguas, os acasalamentos devem ser espaçados para otimizar a utilização do sémen. A localização geográfica e as restrições de transporte também podem exigir acasalamentos programados. Muitas situações podem beneficiar de um programa de controlo da ovulação. (Ver também Controlo hormonal do estro).

A administração de prostaglandina (PGF2a) IM a uma égua em diestro provoca a luteólise e permite que um folículo amadureça e ovule. O corpo lúteo deve ter entre 5 e 14 dias para responder à PGF2a. A égua entra em estro 2 a 5 dias após a administração de PGF2a. O tempo até à ovulação é variável (3-10 dias) e depende da fase da atual onda folicular da égua e do tamanho e natureza dos folículos na altura da administração de PGF2a. Recomenda-se que os ovários da égua sejam examinados por palpação e ecografia na altura da administração de PGF2a para otimizar a previsão da ovulação.

O dinoprost, um PGF2a natural (1 mg/45,5 kg, IM), pode causar efeitos adversos transitórios, tais como uma descida da temperatura corporal, aumento da frequência cardíaca e respiratória, sudação, cãibras musculares, cólicas, ataxia e fraqueza. Os sinais surgem no espaço de 15 minutos e desaparecem geralmente no espaço de uma hora. As preparações sintéticas, como o cloprostenol sódico (0,55 mcg/kg, IM), têm menos efeitos adversos.

A gonadotropina coriónica humana (HCG) 2.500-5.000 UI, IV ou IM, tem sido administrada (uso não autorizado) para acelerar a ovulação de um folículo dominante durante o estro. Se a égua tiver um folículo pré-ovulatório com mais de 35 mm de diâmetro, a ovulação ocorre dentro de 36 a 48 horas após a administração. Está disponível uma preparação de acetato de deslorelina aprovada pela FDA, que elimina a necessidade de utilização de HCG fora da indicação. Este análogo da GnRH de libertação sustentada induz a ovulação no prazo de 48 horas após a administração a uma égua em estro com um folículo de 30-40 mm.

A ovulação pode ser programada com exatidão utilizando o seguinte protocolo (não aprovado pela FDA): Nos dias 1-10, 10 mg de estradiol 17-0 e 150 mg de progesterona são administrados IM. No dia 10, também foi administrado dinoprost (1 mg/45,5 kg, IM). No dia 16, as éguas entram em estro e a inseminação deve ser efectuada no dia 19 ou 20. A maioria das éguas (85%) ovula nos dias 20, 21 ou 22. Este regime é sempre eficaz em éguas ciclando, exceto na presença de um grande folículo dominante nas 48 horas seguintes à ovulação. Na presença de um folículo maduro, o protocolo não deve ser iniciado antes da ovulação.

O Altrenogest é um progestagénio sintético que suprime o comportamento sexual recetivo do estro. O altrenogest é administrado numa dose de 0,44 mg/kg PO por seringa doseadora ou revestido na dieta durante 12 a 15 dias. O estro ocorre 4 a 5 dias após o fim do tratamento, com um período de ovulação variável (8 a 15 dias). Embora o altrenogest suprima eficazmente o estro (comportamento sexual recetivo), não controla de forma consistente o tempo até à ovulação.

Deteção de estro :

A palpação frequente e a ecografia do trato reprodutivo, a excelente manutenção de registos e a administração de hormonas permitem aos veterinários monitorizar e manipular intensivamente o ciclo éstrico de uma égua. Mas a gestão da reprodução pode ser optimizada se existir um bom programa de deteção do cio. Uma égua que seja detectada em cio levará o diretor da coudelaria a examiná-la e a prepará-la para a reprodução. O cio pode ser a primeira indicação de que uma égua grávida sofreu morte embrionária precoce ou aborto.

A égua deve ser apresentada a um garanhão (provocador) todos os dias ou dois durante a época de reprodução e a resposta comportamental da égua deve ser interpretada e registada com precisão. As éguas em estro levantam a cauda, agacham-se, urinam, abrem os lábios da vulva para expor o clítoris e acabam por tolerar a cópula. As éguas em diestro geralmente choram, dão pontapés, mordem e rejeitam os avanços do garanhão. Pode ser necessária uma exposição e contacto adequados com a provocação para provocar a resposta da égua; uma égua com um folículo dominante pode inicialmente não parecer recetiva devido a nervosismo ou inexperiência. Algumas éguas com potros ao seu lado podem não mostrar estro ao provocador devido à sua natureza protetora. O comportamento da égua quando provocada deve ser consistente com os resultados do exame do trato genital. A reação à provocação pode determinar se o cio começou e indicar quando é que uma égua deve ser palpada e colocada em cio. O não retorno ao estro 2 a 3 semanas após o acasalamento pode sugerir que a égua está prenhe.

As éguas em anestro sazonal podem permanecer passivas na presença de um garanhão.

Algumas éguas em anestro são receptivas quando confrontadas com um garanhão e toleram os seus avanços sexuais. Esta tolerância parece dever-se a uma falta de progesterona, semelhante à tolerância observada numa égua ovariectomizada quando é utilizada como estímulo para recolher esperma de um garanhão.

As éguas têm normalmente três ou quatro períodos prolongados (7-14 dias) de recetividade sexual durante a transição vernal antes de ocorrer a primeira ovulação da época de reprodução. Períodos igualmente longos de recetividade sexual ocorrem durante a transição outonal entre a época de reprodução e o anestro invernal.

Como administrar uma injeção intravenosa em cavalos

Quando se aproxima do seu cavalo para administrar a injeção, é melhor passar alguns minutos com ele para se certificar de que está calmo e pronto para ser manuseado. Os cavalos que já foram vacinados tendem a lembrar-se e podem recusar se tiverem tido uma experiência negativa ou simplesmente não gostarem de vacinas. Lembre-se de que um cavalo que se oponha à injeção pode facilmente ferir o tratador. Além disso, muitos medicamentos administrados a cavalos podem ter efeitos adversos se forem absorvidos através da pele humana ou se forem acidentalmente injectados no tratador ou na pessoa que administra as injecções. É essencial discutir o medicamento com o seu veterinário para identificar as precauções a tomar. É igualmente aconselhável verificar o rótulo antes de administrar a injeção para garantir que se trata do medicamento certo, que o prazo de validade não foi ultrapassado e que tem a certeza da dose recomendada. De um modo geral, ter em conta as seguintes recomendações:

1. Aplicar grandes quantidades de álcool na zona a injetar. Se não houver álcool disponível, ou para uma esterilização máxima, rapar a zona onde vai administrar a injeção.

2. Com a agulha na mão, esfregar o local da injeção para cima e para baixo. Isto distrai o cavalo e dessensibiliza a zona.

3. Enquanto esfrega e num movimento contínuo, insira a agulha, continuando a esfregar a área depois de a agulha ter sido inserida. A prática é essencial para que isto corra bem.

4. Observar o cavalo para detetar sinais de reação alérgica durante aproximadamente 30 minutos após a injeção.

• É imperativo que o medicamento seja administrado lentamente (aproximadamente um mililitro em cinco segundos) na veia jugular. A injeção acidental de muitos medicamentos fora da veia (perivascular) resulta frequentemente em danos e possível descamação dos tecidos moles circundantes. A administração acidental de um fármaco na artéria subjacente pode pôr a vida em risco! As injecções intravenosas repetidas também podem provocar infecções e/ou trombose (coágulo de sangue) da veia jugular.

• As injecções intravenosas devem ser realizadas no terço anterior (superior) do pescoço, sendo geralmente mais fácil fazê-lo no lado esquerdo. O local da injeção deve ser primeiro esfregado com álcool a 70%. Em seguida, distender (elevar) a veia jugular aplicando pressão digital imediatamente abaixo do local da punção venosa.

• Para um cavalo adulto, uma agulha de calibre 19 a 20 é alinhada com a veia distendida e inserida num ângulo na veia. Se a agulha estiver corretamente colocada, o centro da agulha enche-se de sangue a um ritmo moderado. Se o sangue jorrar da base da agulha, isso significa provavelmente que a agulha entrou acidentalmente na artéria e tem de ser retirada e redireccionada para a veia.

• Quando a agulha estiver corretamente posicionada, a seringa que contém o medicamento é cuidadosamente ligada à agulha. Ao puxar o êmbolo da seringa, o sangue deve fluir de volta para a seringa se a agulha ainda estiver corretamente posicionada. O medicamento pode então ser injetado por via intravenosa. Não se esqueça de verificar novamente a posição da agulha, puxando suavemente o êmbolo após cada injeção de alguns mililitros.

4 Como administrar uma injeção IM em cavalos

1. Aplicar grandes quantidades de álcool na zona a injetar. Se não houver álcool disponível, ou para uma esterilização máxima, rapar a zona onde vai administrar a injeção.

2. Com a agulha na mão, esfregar o local da injeção para cima e para baixo. Isto distrai o cavalo e dessensibiliza a zona.

3. Enquanto esfrega e num movimento contínuo, insira a agulha, continuando a esfregar a área depois de a agulha ter sido inserida. A prática é essencial para que isto corra bem.

4. Uma vez colocada a agulha, pode ser colocada uma seringa.

5. O êmbolo da seringa deve ser puxado para trás, criando uma pressão negativa. Se aparecer sangue na ponta da agulha, trata-se de um vaso. A agulha deve ser retirada e todo o processo deve ser repetido.

6. Depois de se certificar de que a injeção não será administrada num recipiente, a injeção deve ser administrada e a agulha retirada.

7. Observar o cavalo para detetar sinais de reação alérgica durante aproximadamente 30 minutos após a injeção.

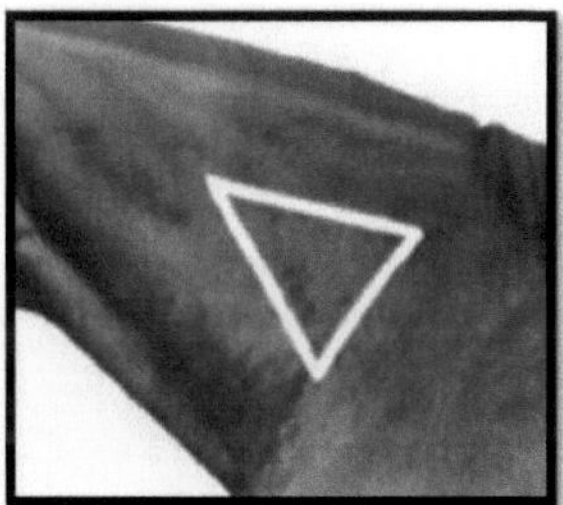

A área delimitada pelo triângulo branco indica a localização adequada para injecções intramusculares (IM) no pescoço.

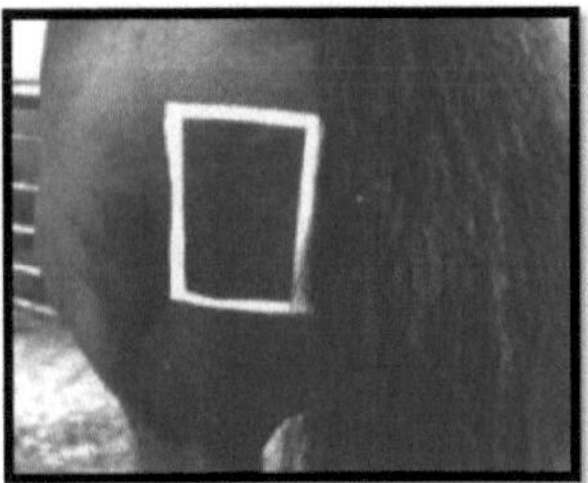

Os grandes músculos no interior do quadrado são uma boa área para injecções IM.

Por razões de segurança, é melhor ficar muito perto do cavalo, do lado oposto àquele em que a injeção vai ser administrada (para o caso de o cavalo dar um coice).

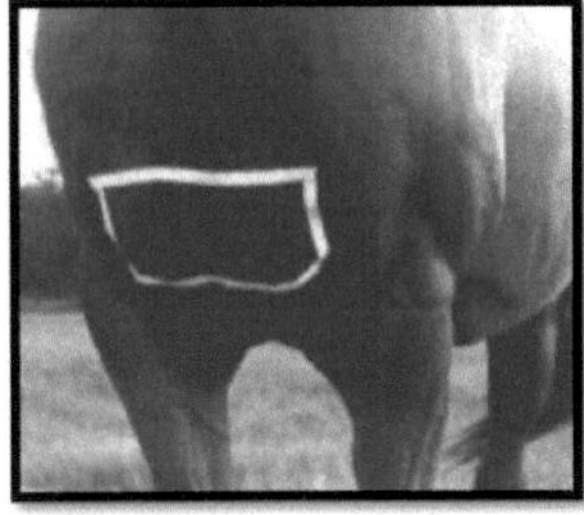

O retângulo delimita a zona de injeção nos músculos peitorais. No entanto, a utilização desta zona pode colocar o noivo numa posição perigosa e provocar rigidez e dores musculares no cavalo. Por conseguinte, esta zona só deve ser utilizada quando todas as outras zonas tiverem sido esgotadas.

Cuidados com os cascos dos cavalos

verão

No verão, os cavalos devem ser aparados ou calçados pelo menos a cada seis a oito semanas. No entanto, um proprietário de cavalos responsável deve aparar os cascos do seu cavalo sempre que necessário. Nalguns casos, os cavalos de rendimento podem precisar de ser aparados com maior frequência.

inverno

Os cascos geralmente crescem mais lentamente no inverno. Devido a este crescimento mais lento, os cavalos podem ser aparados em intervalos mais longos. Por exemplo, um intervalo de seis a doze semanas pode ser suficiente. O intervalo para aparar ou calçar depende de cada cavalo e da quantidade de crescimento do casco.

Equilíbrio dos cascos

Um casco equilibrado permite que o cavalo se mova melhor e coloca menos stress nos ossos, tendões e ligamentos. O pé ideal tem as seguintes características: um ângulo reto entre o casco e a pata, facilidade de penetração, apoio adequado do calcanhar e equilíbrio medio-lateral.

Ângulo do pé direito/sapato

Existe uma linha reta entre o metacarpo e a parte da frente da parede do casco. Isto permite que os ossos estejam corretamente alinhados desde o metacarpo até ao osso do caixão. O equilíbrio mediolateral é evidenciado por um posicionamento uniforme do pé de um lado para o outro quando o cavalo anda.

Uma forma fácil de o fazer

O dedo do pé não é demasiado comprido e é quadrado, arredondado ou enrolado. Isto facilita o movimento em cada passo. Se o dedo do pé for demasiado comprido, pode também provocar problemas de saúde.

Apoio adequado do calcanhar

A ferradura estende-se até à extremidade da parede do casco e suporta a parte posterior de toda a perna. Idealmente, o bordo posterior da ferradura situa-se abaixo de uma linha traçada através do centro do osso canónico.

Cuidados com a parede do casco

As condições climatéricas podem danificar o casco. Em tempo seco, ou quando há mudanças frequentes entre húmido e seco, os cavalos tendem a ter pés secos e quebradiços que desenvolvem fissuras facilmente. Intervalos de aparagem prolongados podem levar a dedos alongados, e a parede do casco frequentemente racha porque não é suportada... Infelizmente, alguns cavalos nascem com cascos de má qualidade e são mais susceptíveis a problemas.

Conselhos de tratamento

Aplique hidratantes para cascos na parede do casco e na sola quando o tempo estiver seco ou se o casco estiver quebradiço ou rachado. Uma boa nutrição e suplementos para cascos disponíveis no mercado podem ajudar a melhorar a qualidade dos cascos.

Cuidados com os cascos no inverno

No inverno, é necessário ter um cuidado especial se o cavalo vive no exterior ou anda por aí. A neve pode acumular-se debaixo da sola e causar hematomas ou desequilíbrios. O gelo pode ser muito escorregadio se o cavalo estiver calçado com sapatos normais.

Dicas de inverno

Se o cavalo estiver normalmente descalço, não o ferre. Os cavalos geralmente escorregam menos quando estão descalços ou sem ferradura. Os cavalos que tendem a magoar as solas podem precisar de ferraduras. Se o cavalo for calçado durante o inverno, coloque almofadas de neve debaixo dos sapatos e pequenas rodas dentadas, boro ou pregos nos calcanhares. As almofadas evitam que a neve e o gelo se acumulem debaixo dos sapatos.

o casco e os dentes ou unhas proporcionarão uma melhor tração. Por último, o tempo de inverno pode secar a parede do casco, pelo que pode ser necessário aplicar um hidratante para cascos.

Nutrição

A manutenção da dieta de um cavalo pode ajudar a aliviar alguns problemas de cascos. Alimentar o cavalo com feno de boa qualidade, fornecer a quantidade certa de vitaminas e oligoelementos e assegurar o acesso constante a água fresca e limpa é importante para a saúde dos cascos e para a saúde geral do cavalo. A má nutrição pode levar a futuros problemas de casco e a correção da dieta de um cavalo pode melhorar gradualmente a saúde dos cascos. A investigação demonstrou que os cavalos com cascos de má qualidade podem beneficiar de produtos de tratamento de cascos disponíveis no mercado que contêm biotina (20 mg/dia), iodo (1 mg/dia), metionina (2500 mg/dia) e zinco (175-250 mg/dia).

DOENÇAS GENÉTICAS NA RAÇA ÁRABE: Existem quatro doenças genéticas conhecidas nos cavalos árabes, que geralmente conduzem à morte ou à eutanásia do animal afetado.

Estes são

Imunodeficiência combinada grave (SCID) (teste disponível)

Abiotrofia cerebelar (CA) (teste de marcador indireto disponível)

Síndrome do potro lavanda (LFS) (teste disponível)

Malformação occipital atlanto-axial (OAAM) (teste ainda não disponível)

Imunodeficiência combinada grave (SCID). Existem várias formas de IDCG em mamíferos, incluindo os humanos ("síndrome do bebé bolha"). Não são todas idênticas; foram encontrados genes diferentes e modos de hereditariedade diferentes em espécies diferentes. A SCID foi registada pela primeira vez em potros árabes em 1973 por McGuire e Poppie (Austrália). Em 1980, Perryman e Torbeck, nos Estados Unidos, demonstraram que a SCID em cavalos árabes era herdada de forma autossómica recessiva. Após várias décadas de investigação dispendiosa e fastidiosa, a boa notícia é que há mais de 10 anos que existe um teste de ADN para a SCID em cavalos árabes, desenvolvido e patenteado pela VetGen nos Estados Unidos, que pode detetar se um cavalo não tem o gene da SCID, se é portador do gene da SCID ou se é um poldro afetado que herdou o gene de ambos os progenitores.

Um potro com SCID nasce sem sistema imunitário e morre normalmente de uma infeção oportunista, como a pneumonia, geralmente antes dos cinco ou seis meses de idade. Os criadores que suspeitem de SCID podem fazer um teste genético ao potro ou a ambos os progenitores e, em caso positivo, podem optar pela eutanásia precoce do potro afetado para evitar mais sofrimento.

Como a SCID é uma doença autossómica recessiva, os acasalamentos entre dois animais indemnes e os acasalamentos entre um animal indemne e um animal portador nunca produzirão um animal afetado.

Para mais informações, visite o sítio Web da VetGen: www.vetgen.com

A abiotrofia cerebelar (CA), também conhecida como abiotrofia cortical cerebelar (CCA), é uma doença neurológica que afecta os árabes e algumas outras raças. Afecta os neurónios conhecidos como células de Purkinje no cerebelo, causando a sua morte. Por outras palavras, sem as células de Purkinje, o animal perde a noção de espaço e distância, dificultando o equilíbrio e a coordenação. Na maioria dos casos, os neurónios começam a morrer logo após o nascimento do animal e a condição é visível quando o animal tem menos de seis meses de idade, embora o início dos sintomas seja por vezes gradual e o animal possa ser muito mais velho antes de o dono se aperceber do problema. A abiotrofia cerebelar é diferente da hiperplasia cerebelar.

Um potro afetado nasce normalmente sem quaisquer sinais clínicos, mas após 6 semanas e mesmo até aos 18 meses, podem ser observados os seguintes sintomas notáveis Um tremor de cabeça semelhante a uma paralisia, denominado "tremor de intenção", que afecta apenas a cabeça e não o pescoço ou o corpo, particularmente percetível quando o poldro está a tentar concentrar-se em algo; a ausência de um pestanejar normal dos olhos, embora a visão seja correcta; e uma forma de ação exagerada e desajeitada com os membros anteriores, denominada "ação hipermétrica", semelhante a um passo de ganso militar ou a uma subida alta utilizada para ultrapassar um objeto muito baixo. Por vezes, numa pessoa gravemente afetada, parece que os membros posteriores também estão afectados, mas geralmente não é esse o caso. Esta ação hipermétrica implica que o membro anterior saia e se eleve diretamente a partir do cotovelo, tanto a passo como a trote. O casco atinge o solo com um baque, frequentemente com o calcanhar primeiro. Quando galopa em terreno plano, o cavalo parece estar a galopar para cima, como uma borboleta na natação. Trata-se de um andamento muito exagerado. Quanto mais stressado o cavalo, mais exagerado é o andar. A coluna vertebral não é afetada; não perdem peso; não têm dores; não são letárgicos e não mostram sinais de fraqueza crescente ou perda de tónus muscular.

Uma vez que os potros afectados batem frequentemente em objectos ou caem, resultando por vezes em lesões na cabeça, a sua condição pode ser incorretamente diagnosticada como traumatismo craniano ou cervical, fazendo com que a verdadeira condição neurológica não seja detectada. Um cavalo com AC tem pouco ou nenhum controlo sobre o seu equilíbrio e tem dificuldade em avaliar as distâncias de um objeto. Como resultado, assusta-se facilmente e parece em pânico e hiperativo. Quando mantido num ambiente constante, quanto mais velho o cavalo ou poldro fica, mais se adapta ao ambiente e às suas próprias deficiências, dando a impressão de que está a melhorar. Se o ambiente for alterado, o cavalo afetado terá de sofrer vários "acidentes" menores antes de se adaptar a novas distâncias e novos objectos. Muitas vezes, um cavalo afetado mais velho terá um "cavalo companheiro" para atuar como guia. Os cavalos com AC são muitas vezes erradamente rotulados como "Wobblers", que é uma doença da espinal medula e não do cérebro, ou são erradamente diagnosticados como lesões na cabeça causadas por um acidente. O grau de gravidade varia, com alguns potros a desenvolverem rapidamente problemas de coordenação graves e outros a apresentarem sintomas mais ligeiros. Em teoria, os cavalos ligeiramente afectados podem viver toda a sua vida, mas, na prática, a maioria é eutanasiada antes de atingir a idade adulta porque são tão propensos a acidentes que representam um perigo para si próprios e para os outros. Não podem ser montados em segurança.

A Abiotrofia Cerebelar Equina (ECA) é uma doença degenerativa debilitante da parte cerebelar do cérebro, que resulta numa grave falta de coordenação. O grau de gravidade pode variar de cavalo para cavalo, mas a maioria dos cavalos afectados são eutanasiados antes da idade adulta devido ao perigo que representam para si próprios e para os outros, e à atual incapacidade de tratar ou curar a doença. A investigação demonstrou que a CA é o resultado de uma mutação genética autossómica recessiva. Autossómica significa que a doença não está ligada ao sexo (ambos os sexos podem ser afectados) e recessiva significa que ambos os progenitores têm de ser portadores do "gene CA" para que o poldro seja afetado (este é o mesmo modo de hereditariedade que a SCID).

Síndrome do potro lavanda (LFS), também conhecido como **Síndrome da** Diluição da Cor da Pelagem (CCDL).

Os potros lavanda caracterizam-se por uma cor de pelagem única e por uma disfunção neurológica que os torna incapazes de se manter de pé. Como a síndrome do potro lavanda é relativamente rara, existe pouca literatura veterinária sobre o assunto. O Centro de Diagnóstico de Saúde Animal da Faculdade de Medicina Veterinária da Universidade de Cornell, nos Estados Unidos, anunciou recentemente que já está disponível um teste genético para a síndrome do potro lavanda.

A caraterística mais marcante dos potros com LFS é o facto de nascerem com uma diluição da cor da pelagem que clareia as pontas dos pêlos, ou mesmo toda a haste capilar. A cor da pelagem é um cinzento rosado baço, os pêlos podem ser um pouco prateados e a pele tende a ser de uma cor rosada pouco saudável. Em alguns casos, a cor da pelagem é de um prateado iridescente muito invulgar a um azul lavanda pálido. Alguns potros afectados não apresentam esta cor específica, mas são anormalmente pálidos em comparação com potros normais. A descrição "lavanda" refere-se portanto a esta cor única à nascença, mas a diluição da cor da pelagem é provavelmente uma descrição mais exacta.

Em muitos casos, os poldros tiveram um parto difícil (distócia) e nem todos os poldros com LFS conseguem ficar de pé e mamar. Por conseguinte, os potros podem ser erradamente diagnosticados como sofrendo de síndrome de desadaptação neonatal, também conhecido como potro "manequim", devido à falta de oxigénio causada pela distocia, ou os sintomas podem assemelhar-se aos de uma lesão da espinal medula, mas o potro com síndrome de desadaptação neonatal pode normalmente ser distinguido deste último pela cor particular da sua pelagem.

A disfunção neurológica é caracterizada por opistótono, uma posição em que a cabeça e o pescoço estão puxados para trás, o corpo e as pernas estão rígidos e é acompanhada por convulsões ou espasmos. Esta condição deve-se a uma perturbação do sistema nervoso central. Embora incapaz de se sentar, um poldro com LFS pode ter um forte reflexo de sucção e ser alimentado a biberão, mas isso é geralmente inútil. O nistagmo ou os movimentos oculares rápidos e involuntários são um sinal secundário do opistótono e estão presentes em alguns poldros com LFS. Os poldros com LFS têm frequentemente ataques epilépticos e, se não morrerem, são normalmente eutanasiados alguns dias após o nascimento por razões humanas, uma vez que não conseguem sobreviver. A LFS deve ser considerada como uma possibilidade no diagnóstico diferencial de qualquer poldro árabe recém-nascido com uma pelagem acentuadamente diluída e uma perturbação semelhante a uma convulsão à nascença.

A Arabian Horse Society of Australia também promoveu ativamente a investigação sobre a LFS na Universidade de Queensland e está agora disponível um teste genético no State Veterinary Diagnostic Laboratory, em Menangle, NSW. Para mais informações, contactar a Arabian Horse Society of Australia. O Laboratório de Genética Veterinária de Onderstepoort, em Pretória, África do Sul, também desenvolveu um teste genético para a LFS. Para mais informações, contactar a Arabian Horse Society of South Africa.

Dado que a LFS é uma doença autossómica recessiva, os acasalamentos entre dois animais indemnes e os acasalamentos entre um animal indemne e um animal portador nunca produzirão um animal afetado.

Malformação occipital atlanto-axial (OMA). Trata-se de uma condição em que as vértebras cervicais se fundem no pescoço e na base do crânio, comprimindo a medula espinhal. Embora rara, esta doença tem sido observada no cavalo árabe, bem como noutras raças de cavalos e em vários outros animais domésticos. Os sintomas variam desde uma ligeira falta de coordenação até à paralisia das patas dianteiras e traseiras. Alguns potros afectados não conseguem mamar, enquanto outros não apresentam sintomas durante várias semanas. Esta é a única doença da medula espinal cervical observada em cavalos com menos de um mês de idade. São utilizadas radiografias ou necropsia para diagnosticar a doença. Não existe um teste genético para a OAAM e a doença não está bem estudada atualmente. Alguns investigadores acreditam que se trata de uma anomalia congénita que ocorre durante o desenvolvimento fetal, enquanto outros acreditam que pode ter uma componente hereditária e ser autossómica recessiva.

Qualquer criador com um potro afetado e com um diagnóstico veterinário definitivo de OAAM deve contactar, em primeiro lugar, o seu serviço de registo, a sociedade da raça ou a escola de veterinária mais próxima, para saber se existem projectos de investigação conhecidos na sua área.

Alojamento para cavalos árabes

Disponibilizar um pasto grande. Devido à sua grande inteligência, os cavalos árabes precisam de um grande pasto onde possam passear e alimentar-se. Utilize uma vedação de metal ou madeira com pelo menos 1,5 m de altura para manter o seu cavalo no pasto. Evite usar arame farpado ou qualquer outro arame de alta resistência. Estas vedações podem causar ferimentos graves ao seu cavalo se este ficar com as patas presas. O pasto também deve ter um terreno plano e um abrigo para que o cavalo possa escapar aos elementos. Certifique-se de que o pasto não está inundado, não tem água parada ou zonas lamacentas.

Um abrigo adequado pode ser uma árvore, um telheiro de jardim, uma ravina ou uma saliência de rocha.

Remover regularmente os excrementos do pasto.

Remover da zona as plantas venenosas e as ervas daninhas como a artemísia, o teixo, a beladona, o ranúnculo, a dedaleira, as folhas e bolotas de carvalho, o açafrão dos prados e outras plantas venenosas.

Abrigar o seu cavalo num paddock. Um paddock é uma área exterior vedada à qual está ligado um abrigo feito pelo homem. O abrigo deve ter um teto e três lados. É necessário limpar o recinto de excrementos e outros detritos todos os dias.

Colocar o cavalo num estábulo. O estábulo onde guarda o seu cavalo árabe deve medir pelo menos 3,7 m x 3,7 m. Deve ter uma cama como serradura ou palha e dois baldes de água fresca e limpa. Deve estar equipado com camas como serradura, aparas ou palha e dois baldes de água fresca e limpa. Retire o seu cavalo do estábulo para o exercício diário, a socialização, a limpeza e a estimulação.

O material de cama deveria consistir em aparas de madeira secas e palha. Mudar a cama logo que fique suja ou húmida.

Se o seu cavalo estiver no estábulo de outra pessoa, certifique-se de que existe um tratador.

5 A conformação do cavalo árabe e o padrão da raça

O cavalo árabe de raça pura é notável. As características mais reconhecíveis de um cavalo árabe são a cabeça finamente cinzelada, a face abobadada, o pescoço longo e arqueado e a cauda alta. Toda a sua aparência exala energia, inteligência, coragem e nobreza. Sempre que um cavalo árabe se move no seu famoso "trote flutuante", anuncia ao mundo a sua natureza orgulhosa e graciosa.

Em geral, o Árabe tem um dorso curto e direito (geralmente com menos uma vértebra do que outras raças), um equilíbrio e simetria perfeitos, um peito profundo, costelas bem arqueadas, pernas fortes e densas e uma posição mais horizontal dos ossos pélvicos.

Cinco elementos-chave distinguem o tipo

Cabeça - Cabeça relativamente pequena, perfil da cabeça direito ou, de preferência, ligeiramente côncavo sob os olhos; focinho pequeno, narinas grandes, alargadas em ação; olhos grandes, redondos e expressivos, escuros e bem afastados (os olhos de vidro serão penalizados nas classes de reprodução); distância relativamente curta entre os olhos e o focinho; papada profunda, larga entre os membros; orelhas pequenas (mais pequenas nos garanhões do que nas éguas), finas e bem formadas, com as pontas ligeiramente curvadas para dentro.

Pescoço - longo, arqueado, alto e bem recuado até ao garrote moderadamente alto.

Costas - costas curtas

Garupa - garupa comparativamente horizontal

Cauda - A cauda é naturalmente alta. Vista de trás, a cauda deve ser direita.

As qualidades acima identificam o tipo de cavalo árabe de raça pura. Se o cavalo tiver estas qualidades e a conformação correcta, temos o padrão ideal.

Velocidade do cavalo árabe

Os cavalos árabes competem em corridas tradicionais, mas destacam-se em eventos de resistência em comparação com outras raças de cavalos no mundo atual. Quando uma corrida é disputada numa distância de 80 km ou mais, há uma boa hipótese de um cavalo árabe ganhar, mesmo que o seu ritmo seja comparativamente mais lento do que o de outras raças.

O que torna esta raça excelente para a velocidade é a sua resistência. Em vez de correr a toda a velocidade, consegue manter uma velocidade constante durante períodos mais longos.

Ao contrário de outras raças de cavalos rápidos, os árabes são geralmente bastante amigáveis e de temperamento equilibrado. Este facto deve-se provavelmente à sua longa história com a humanidade. As provas sugerem que os árabes podem ter sido domesticados no Médio Oriente há cerca de 4.500 anos. Devido à sua adaptação ao ambiente desértico, a sua resistência e vigilância geral permitem-lhes destacar-se em provas de longa distância.

Os cavalos árabes são também frequentemente utilizados para melhorar outras raças de cavalos. A maioria das raças modernas de cavalos de equitação tem linhagens árabes numa altura ou noutra.

História e património do cavalo árabe

Durante milhares de anos, os árabes viveram entre as tribos do deserto da Península Arábica, criados pelos beduínos como cavalos de guerra para longas caminhadas e incursões rápidas nos campos inimigos. Foi nestas duras condições do deserto que nasceu o árabe, com a sua grande capacidade pulmonar e incrível resistência.

Figuras históricas como Genghis Khan, Napoleão, Alexandre o Grande e George Washington montavam cavalos árabes. Ainda hoje, existem descendentes dos primeiros cavalos árabes da Antiguidade. Nessa altura, a riqueza de um homem era medida pela sua posse destes belos animais. Como o Árabe é o criador da qualidade e da velocidade, e permanece na vanguarda da resistência e da força, contribuiu direta ou indiretamente para a formação de praticamente todas as raças modernas de cavalos.

No século VII d.C., o profeta Maomé ajudou a espalhar a influência dos árabes por todo o mundo. Pediu aos seus seguidores que cuidassem dos cavalos árabes e os tratassem com bondade. Disse que se devia prestar especial atenção às éguas, pois são elas que asseguram a continuidade da raça. Proclamou também que Alá tinha criado o árabe e que aqueles que tratassem bem o cavalo seriam recompensados no outro mundo.

O clima rigoroso obrigava os nómadas a partilhar a comida e a água e, por vezes, até as suas tendas com os cavalos. Como resultado, os árabes desenvolveram uma grande afinidade com o homem e uma grande inteligência.

Ao longo dos séculos, as tribos beduínas mantiveram zelosamente a pureza da raça. Devido aos seus recursos limitados, as práticas de criação eram extremamente selectivas. Estas práticas, que permitiram que o árabe se tornasse um animal apreciado em todo o mundo, resultaram na raça bela e atlética que conhecemos hoje, caracterizada por um perfil abobadado distinto, olhos grandes e brilhantes bem separados numa testa larga, orelhas pequenas e curvas e narinas grandes e eficientes.

Ainda hoje, o puro-sangue árabe é praticamente o mesmo que era montado na antiga Arábia. Se procura um companheiro que seja seu parceiro em aventuras ou competições - e seu amigo para toda a vida - então um árabe pode ser o cavalo ideal para si.

Origem do cavalo árabe

Quando conhecemos o árabe, ou o protótipo do que hoje conhecemos como árabe, ele é ligeiramente mais pequeno do que o seu homólogo atual. As autoridades não estão de acordo quanto à origem do cavalo árabe. O assunto é perigoso, uma vez que as espadas dos arqueólogos e as areias movediças do tempo estão constantemente a perturbar a sabedoria convencional. Há argumentos que sugerem que o antepassado do cavalo árabe era um cavalo selvagem no norte da Síria, no sul da Turquia e talvez também no sopé das montanhas a leste. A região no extremo norte do Crescente Fértil, que inclui parte do Iraque e se estende ao longo do Eufrates, atravessando o Sinai a oeste e ao longo da costa até ao Egipto, oferecia um clima ameno e chuva suficiente para proporcionar um ambiente ideal para os cavalos. Outros historiadores sugerem que esta raça única teve origem no sudoeste da Arábia, fornecendo provas de que os três grandes leitos fluviais desta região ofereciam pastagens selvagens naturais e foram os centros onde os cavalos árabes apareceram como criaturas não domesticadas aos primeiros habitantes do sudoeste da Arábia. Como o interior da Península Arábica era seco há cerca de 10.000 anos, teria sido difícil, se não impossível, a existência de cavalos nesta terra árida sem a ajuda do homem. A domesticação do camelo, por volta de 3.500 a.C., proporcionou aos beduínos (habitantes nómadas das regiões desérticas do Médio Oriente) os meios de transporte e de subsistência de que necessitavam para sobreviver aos perigos da vida na Arábia Central, região para onde se aventuraram por volta de 2.500 a.C. Levaram consigo o protótipo do cavalo árabe moderno.

A história não nos diz onde o cavalo foi domesticado pela primeira vez, nem se foi utilizado pela primeira vez para o trabalho ou para a equitação. A história não nos diz onde o cavalo foi domesticado pela primeira vez, nem se foi utilizado pela primeira vez para o trabalho ou para a equitação. Sabemos que, por volta de 1500 a.C., os povos do Oriente tinham adquirido grande domínio sobre os seus cavalos de sangue quente, que foram os precursores da raça que veio a ser conhecida como "Árabe". Há cerca de 3.500 anos, o cavalo de sangue quente desempenhou o papel de rei no Oriente, incluindo o Vale do Nilo e não só, mudando a história da humanidade e a face do mundo. Graças a ele, os egípcios tomaram conhecimento do vasto mundo para além das suas fronteiras. Os faraós puderam expandir o império egípcio, utilizando o cavalo nas suas carruagens e apoiando-se na sua força e coragem. Com a sua ajuda, sociedades tão distantes como as civilizações do vale do Indo uniram forças com as culturas mesopotâmicas. Os impérios dos hurrianos, dos hititas, dos kassitas, dos assírios, dos babilónios, dos persas e outros ergueram-se e caíram sob os seus cascos estrondosos. A sua força tornou possível os primeiros conceitos de uma sociedade cooperativa universal, como o Império Romano. O "pony express" árabe encolheu o espaço, acelerou as comunicações e ligou os impérios de todo o mundo oriental.

Este impressionante cavalo do Oriente aparece regularmente em anéis de selos, pilares de pedra e vários monumentos após o século XVI a.C. Os hieróglifos egípcios proclamam o seu valor; os escritos do Antigo Testamento estão cheios de alusões ao seu poder e força. Outros escritos falam da criação do árabe: "voarás sem asas e vencerás sem espadas". O rei Salomão, cerca de 900 a.C., elogiou a beleza de "uma companhia de cavalos nos carros do Faraó", enquanto em 490 a.C., o famoso cavaleiro grego Xinophon proclamou: "Um animal nobre que se mostra em toda a sua beleza é algo tão belo e maravilhoso que fascina tanto os jovens como os velhos. Mas de onde é que vem o "cavalo árabe"? Vimos este mesmo cavalo durante muitos séculos antes de a palavra "árabe" ter sido usada ou implicada como uma raça de pessoas ou uma espécie de cavalo. Um conceito popular associa a palavra ao nomadismo, ligando-a ao hebraico "Arabha", terra escura ou estepe, bem como ao hebraico "Erebh", misturado e, portanto, organizado, em oposição à vida organizada e ordenada das comunidades sedentárias, ou à raiz "Abhar" - mover-se ou atravessar. A palavra "árabe" é uma palavra semítica que significa "deserto" ou o seu habitante, sem referência à nacionalidade. No Corão, a'rab é utilizada para designar os beduínos (nómadas do deserto) e a primeira ocorrência certa da sua utilização bíblica como nome próprio encontra-se em Jeremias 25:24: "Reis da Arábia", tendo Jeremias vivido entre 626 e 586 a.C. Este cavalo de sangue quente, que floresceu sob os povos semitas do Oriente, atingiu o seu apogeu como o cavalo dos "árabes". Os criadores de cavalos beduínos tinham a preocupação de preservar a pureza do sangue dos seus cavalos do deserto e, graças à reprodução em linha e à consanguinidade, desenvolveram-se linhagens famosas, particularmente apreciadas pelas suas características e qualidades distintivas. A égua tornou-se o bem mais precioso dos beduínos. O ambiente agreste do deserto assegurava que apenas os cavalos mais fortes e mais vivos sobreviviam e é a fonte de muitas das características físicas que distinguem a raça até aos dias de hoje.

O fim

Referências

Divisão de Agricultura - Dr. Mark Russel

Bramlage, L.R. (1996) Surgical management of tendonitis and desmitis. In:Proceedings of the Dubai Equine International Symposium, Eds: Lamont LA, Bulmer BJ, Sisson DD, et al. Doppler echocardiographic effects of medetomidine on dynamic left ventricular outflow tract obruction in cats. J Am Vet Med Assoc 2002;221:1276-1281.

Crass, J.R., Genovese, R.L., Render, J.A. e Bellon, E.M. (1992) Magneticresonance, ultrasound and histopathologic correlation of acute and healingequine tendon injuries. Vet. Radiol. Ultra. 33, 206-216.

Gillis, C., Pool, R.R., Meagher, D.M., Stover, D.M., Reiser, K. e Willits, N.(1997) Effect of maturation and aging on the histomorphometric and biochemical characteristics of equine superficial digital flexor tendon. Am. J.vet. Res. 58, 425430.

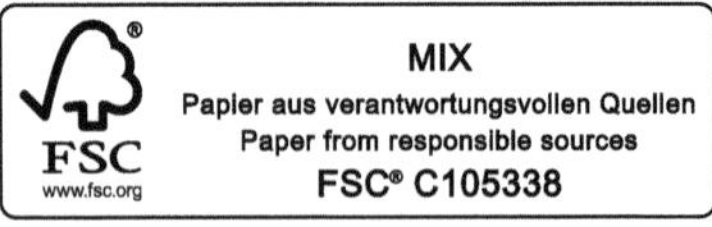

Printed by Books on Demand GmbH, Norderstedt / Germany